Verbesserung der Brustelastizität: Ein umfassender Leitfaden zur Brustfitness

Margaret Holden

Inhaltsverzeichnis

Kapitel 1 Einleitung

Im Bereich Schönheit und Wellness ist der Wunsch nach optimaler körperlicher Gesundheit und gutem Aussehen ein gemeinsames Anliegen. Der Schwerpunkt dieses umfassenden Ratgebers liegt auf einem spezifischen Aspekt des Wohlbefindens, der für viele Menschen von Bedeutung ist – der Elastizität der Brust. Dieses Einführungskapitel bildet die Grundlage für unsere Reise zum Verständnis der Bedeutung der Verbesserung der Brustelastizität, zur Erkundung der zugrunde liegenden Wissenschaft und zur Entdeckung wirksamer Wege, um gesündere und widerstandsfähigere Brüste zu erreichen und zu erhalten.

Die Bedeutung der Brustelastizität:

Brüste sind nicht nur ein Symbol der Weiblichkeit, sondern spielen auch eine entscheidende Rolle für das körperliche und emotionale Wohlbefinden. Die Brustelastizität, also die Fähigkeit des Brustgewebes, sich zu dehnen und zurückzufedern, ist ein Schlüsselfaktor für die Erhaltung des jugendlichen Aussehens und der Funktionalität der Brüste. Es beeinflusst Aspekte wie Körperhaltung und Komfort bis hin zu Körperbewusstsein und allgemeiner Gesundheit. Daher geht es bei der Verbesserung und Erhaltung der Brustelastizität nicht nur um die Ästhetik, sondern auch um die Förderung von Selbstpflege und Körperpositivität.

4

Eine Reise in die Wissenschaft:

Um das Konzept der Brustelastizität wirklich zu verstehen, befassen wir uns mit den wissenschaftlichen Grundlagen, die die Brustgesundheit prägen. Wir erforschen das komplexe Netzwerk von Kollagen- und Elastinfasern, die zur Festigkeit der Brüste beitragen, die hormonellen Einflüsse, die sich auf die Gewebestruktur auswirken, und die Rolle der Genetik bei der Bestimmung der Brusteigenschaften. Indem wir die Wissenschaft entschlüsseln, verschaffen wir uns Wissen, um fundierte Entscheidungen über die Gesundheit unserer Brust zu treffen.

Ganzheitliches Wohlbefinden und Brustelastizität:

Dieser Leitfaden verfolgt einen ganzheitlichen Ansatz zur Brustfitness und berücksichtigt die Wechselwirkungen zwischen körperlichen, emotionalen und Lebensstilfaktoren. Es betont die Bedeutung von Ernährung, Bewegung, Hautpflege, Körperhaltung und Stressbewältigung für die Förderung der Brustelastizität. Indem wir die verschiedenen Komponenten erkennen, die zur Gesundheit der Brust beitragen, erhalten wir ein umfassendes Toolkit für die Aufrechterhaltung eines umfassenden Wohlbefindens.

Eine personalisierte Reise:

Der Körper jedes Einzelnen ist einzigartig und es gibt keinen einheitlichen Ansatz zur Verbesserung der Brustelastizität. In diesem Leitfaden befassen wir uns mit anpassbaren Übungen, Ernährungstipps und

5

Selbstpflegepraktiken, die auf Ihre spezifischen Bedürfnisse und Vorlieben zugeschnitten werden können. Ganz gleich, ob Sie schlaffe Brüste verhindern, Dehnungsstreifen reduzieren oder einfach nur eine gesündere Brust fördern möchten, dieser Leitfaden soll Ihnen die Werkzeuge und Erkenntnisse an die Hand geben, mit denen Sie sich auf eine individuelle Reise zu mehr Elastizität der Brust begeben können.

In den folgenden Kapiteln werden wir tiefer in die Wissenschaft, Strategien und praktischen Ratschläge eintauchen, die Sie dabei unterstützen können, sich proaktiv um die Gesundheit Ihrer Brust zu kümmern. Vom Verständnis der Rolle von Kollagen bis hin zur Entdeckung effektiver Übungen und Hautpflegeroutinen – unsere Erkundung vermittelt Ihnen das Wissen und das Selbstvertrauen, um Ihren Weg zu optimaler Brustelastizität und allgemeinem Wohlbefinden einzuschlagen.

Kapitel 2: Die Wissenschaft hinter der Brustelastizität

Die Schönheit und Funktionalität der Brüste sind eng mit den zugrundeliegenden biologischen Strukturen verknüpft. In diesem Kapitel befassen wir uns mit den wissenschaftlichen Grundlagen der Brustelastizität – der bemerkenswerten Eigenschaft, die es dem Brustgewebe ermöglicht, sich zu dehnen, anzupassen und in seine ursprüngliche Form zurückzukehren. Durch das Verständnis der physiologischen Prozesse und Faktoren, die zur Elastizität der Brust beitragen, gewinnen wir Erkenntnisse darüber, wie dieser wesentliche Aspekt der Brustgesundheit unterstützt und verbessert werden kann.

Kollagen und Elastin: Die Architekten der Elastizität

Das Herzstück der Brustelastizität ist ein dynamisches Duo aus Proteinen: Kollagen und Elastin. Kollagen sorgt für strukturelle Unterstützung des Brustgewebes, während Elastin für Widerstandsfähigkeit und Flexibilität sorgt. Zusammen bilden sie ein Netzwerk aus Fasern, die den Brüsten Festigkeit und Rückstellfähigkeit verleihen. Wir werden untersuchen, wie diese Proteine interagieren und wie ihre Anwesenheit im

Brustgewebe zur Geschmeidigkeit und Widerstandsfähigkeit der Brust beiträgt.
Hormone und Brustgesundheit

Hormone spielen in verschiedenen Lebensphasen eine entscheidende Rolle bei der Formung der Brüste. Wir werden herausfinden, wie Hormone wie Östrogen und Progesteron die Entwicklung, Größe und Elastizität der Brust beeinflussen. Hormonelle Schwankungen, die während der Pubertät, Menstruation, Schwangerschaft und Menopause auftreten, können sich auf die Zusammensetzung und Struktur des Brustgewebes auswirken. Wenn wir diese hormonellen Veränderungen verstehen, können wir ihre Auswirkungen auf die Brustelastizität erkennen und Strategien zur Optimierung des Hormonhaushalts entwickeln.

Genetik und Brustmerkmale

Unsere genetische Ausstattung trägt wesentlich zu den einzigartigen Eigenschaften unserer Brüste bei. Bestimmte Gene beeinflussen die Größe, Form und Elastizität der Brust. Wir werden uns mit den erblichen Faktoren befassen, die die Brustmerkmale bestimmen, und untersuchen, wie die Genetik mit der Wahl des Lebensstils und Umwelteinflüssen zusammenhängt. Das Verständnis der genetischen Grundlagen der Brustgesundheit versetzt uns in die Lage, fundierte Entscheidungen zur Unterstützung und Aufrechterhaltung der Brustelastizität zu treffen.

Die Lebensdauer der Brustelastizität

Die Brustelastizität ist keine statische Eigenschaft, sondern eine dynamische Eigenschaft, die sich im

Laufe der Zeit weiterentwickelt. Wir werden untersuchen, wie sich Faktoren wie Alterung, Gewichtsschwankungen und Schwangerschaft auf die Dehnungs- und Retraktionsfähigkeit des Brustgewebes auswirken können. Wenn wir Erkenntnisse darüber gewinnen, wie sich der Lauf der Zeit auf die Elastizität der Brust auswirkt, können wir proaktive Strategien entwickeln, um sie über verschiedene Lebensphasen hinweg zu erhalten und zu verbessern.

Das Zusammenspiel von Ernährung und Brustgesundheit

Die Ernährung ist ein Eckpfeiler der allgemeinen Gesundheit und wirkt sich auch auf die Elastizität der Brust aus. Wir besprechen die für die Kollagen- und Elastinproduktion wesentlichen Nährstoffe sowie Lebensmittel, die die Gesundheit und Vitalität des Gewebes fördern. Indem wir die Rolle der Ernährung bei der Unterstützung der Brustelastizität verstehen, können wir Ernährungsentscheidungen treffen, die zur langfristigen Gesundheit unserer Brüste beitragen.

Nutzung der Wissenschaft für die Brustpflege

Während wir durch die Feinheiten der Wissenschaft hinter der Brustelastizität reisen, gewinnen wir ein tieferes Verständnis für die Komplexität des Brustgewebes und seine Reaktionsfähigkeit auf innere und äußere Einflüsse. Mit diesem Wissen sind wir besser in der Lage, fundierte Entscheidungen für den Lebensstil zu treffen, gezielte Übungen zu machen und Hautpflegepraktiken anzuwenden, die die Elastizität der Brust fördern und verbessern.

Dieses Kapitel dient als Grundlage für die praktischen Strategien, die wir in den folgenden Kapiteln untersuchen werden, und bietet ein wissenschaftlich fundiertes Verständnis dafür, wie Sie die Elastizität Ihrer Brust pflegen und fördern können.

Kapitel 3: Ernährung für eine gesunde Brust

In diesem Kapitel verlagern wir unseren Fokus auf die entscheidende Rolle, die die Ernährung bei der Unterstützung und Erhaltung der Gesundheit und Elastizität der Brust spielt. So wie eine ausgewogene Ernährung zum allgemeinen Wohlbefinden beiträgt, können bestimmte Nährstoffe und Ernährungsgewohnheiten einen tiefgreifenden Einfluss auf die Widerstandsfähigkeit, den Tonus und das Aussehen des Brustgewebes haben. Indem wir die wichtigsten Nährstoffe verstehen und fundierte Ernährungsentscheidungen treffen, können wir die Gesundheit unserer Brust proaktiv von innen heraus fördern.

Wichtige Nährstoffe für die Elastizität der Brust

Bestimmte Nährstoffe sind besonders wichtig für die Erhaltung der Gesundheit der Kollagen- und Elastinfasern im Brustgewebe. Wir untersuchen die Bedeutung von Nährstoffen wie Vitamin C, das die Kollagenproduktion unterstützt, und Vitamin E, das als Antioxidans wirkt und das Gewebe vor Schäden schützt. Mineralien wie Zink und Kupfer spielen eine wichtige Rolle bei der Gewebereparatur und -erhaltung. Indem wir diese essentiellen Nährstoffe in unsere Ernährung integrieren, können wir die Elastizität und Vitalität unserer Brust fördern.

Lebensmittel, die die Kollagen- und Elastinproduktion fördern

Wenn es um die Unterstützung der Brustelastizität geht, gilt das Sprichwort „Du bist, was du isst". Wir befassen uns mit Lebensmitteln, die reich an kollagenbildenden Nährstoffen sind, wie etwa mageres Eiweiß (z. B. Geflügel, Fisch, Bohnen) und Gemüse (z. B. Paprika, Blattgemüse). Antioxidantienreiche Lebensmittel wie Beeren und Nüsse tragen ebenfalls zur Gesundheit von Haut und Gewebe bei. Durch die Wahl einer Ernährung, die reich an diesen kollagenverstärkenden Lebensmitteln ist, können wir die Bedingungen für gesundes Brustgewebe optimieren.

Flüssigkeitszufuhr und ihre Auswirkungen auf die Brustgesundheit

Eine ausreichende Flüssigkeitszufuhr wird oft übersehen, ist aber für die Erhaltung der Gesundheit aller Körpergewebe, einschließlich des Brustgewebes, unerlässlich. Wir erforschen die Rolle von Wasser bei der Förderung der Zellgesundheit und der Aufrechterhaltung der Hautelastizität. Dehydrierung kann zu Trockenheit und verminderter Geschmeidigkeit der Haut führen und möglicherweise das Aussehen und die Gesundheit der Brust beeinträchtigen. Indem wir der Flüssigkeitszufuhr Priorität einräumen, unterstützen wir die allgemeine Gesundheit und Lebendigkeit unserer Brüste.

Ernährung für den Hormonhaushalt

Hormonelle Schwankungen können die Gesundheit und Elastizität der Brust beeinträchtigen. Wir besprechen, wie bestimmte Nährstoffe, wie zum Beispiel die in fettem Fisch vorkommenden Omega-3-Fettsäuren, dabei helfen können, den Hormonspiegel zu regulieren und Entzündungen zu reduzieren. Der Hormonausgleich durch Ernährungsgewohnheiten kann zu einer stabileren Umgebung des Brustgewebes beitragen und sich positiv auf dessen Elastizität und allgemeines Wohlbefinden auswirken.

Entzündungshemmende Lebensmittel für die Gesundheit der Brust

Chronische Entzündungen können die Gesundheit und Elastizität des Gewebes beeinträchtigen. Wir werden die Rolle entzündungshemmender Lebensmittel wie Kurkuma, Ingwer und grünem Tee bei der Reduzierung von Entzündungen und der Förderung der allgemeinen Brustgesundheit untersuchen . Indem wir diese Lebensmittel in unsere Ernährung integrieren, können wir eine Umgebung schaffen, die die Langlebigkeit und Elastizität des Brustgewebes unterstützt.

Erstellen einer nährstoffreichen Ernährung für eine gesunde Brust

Der Aufbau einer Diät, die die Gesundheit der Brust fördert, erfordert einen ganzheitlichen Ansatz. Wir geben Ihnen Hinweise zur Zubereitung ausgewogener Mahlzeiten, die eine Vielzahl von Nährstoffen enthalten, die für eine optimale Elastizität erforderlich sind. Durch den Verzehr einer vielfältigen Palette nährstoffreicher Lebensmittel können wir die Vorteile für unsere Brust und die allgemeine Gesundheit maximieren.

Langfristige Ernährungsstrategien für die Elastizität der Brust

Ernährung ist eine langfristige Investition in die Gesundheit, und die Entscheidungen, die wir heute treffen, können sich auf unser zukünftiges Wohlbefinden auswirken. Wir besprechen nachhaltige Ernährungsstrategien zur langfristigen Aufrechterhaltung der Brustelastizität. Durch eine ausgewogene, nährstoffreiche Ernährung und bewusste Ernährungsentscheidungen können wir zur dauerhaften Gesundheit und Vitalität unserer Brust beitragen.

Während wir den Zusammenhang zwischen Ernährung und Brustgesundheit erforschen, gewinnen wir ein tieferes Verständnis dafür, wie unsere Ernährungsgewohnheiten die Elastizität und das Aussehen unserer Brüste beeinflussen. Indem wir diese Erkenntnisse in unser tägliches Leben integrieren, können wir die Kraft der Ernährung nutzen, um unser Streben nach mehr Brustelastizität und allgemeinem Wohlbefinden zu unterstützen.

Kapitel 4: Auf die Brust fokussierte Übungen

In diesem Kapitel richten wir unsere Aufmerksamkeit auf den körperlichen Aspekt der Verbesserung der Brustelastizität durch gezielte Übungen. So wie regelmäßige körperliche Aktivität der allgemeinen Gesundheit zugute kommt, können gezielte Übungen dazu beitragen, die Muskeln zu stärken und zu straffen, die den Brustbereich stützen. Indem Sie eine Vielzahl von Übungen, die sich auf die Brust konzentrieren, in Ihre Fitnessroutine integrieren, können Sie die Muskelbeanspruchung, die Verbesserung der Körperhaltung und ein verbessertes Erscheinungsbild der Brust fördern.

Die Brustmuskulatur verstehen

Bevor Sie mit den Übungen beginnen, ist es wichtig, sich mit den Muskeln vertraut zu machen, die zur Unterstützung und zum Aussehen der Brust beitragen. Wir erforschen die Brustmuskeln, die unter den Brüsten liegen und eine Schlüsselrolle bei der Aufrechterhaltung der Brustfestigkeit und -straffung spielen. Das Verständnis der Funktionsweise dieser Muskeln wird den Kontext für die folgenden Übungen liefern.

Effektive Workouts für die Brustmuskulatur

Wir werden uns mit einer Reihe von Übungen befassen, die speziell auf die Brustmuskulatur abzielen. Zu diesen Übungen können Liegestütze, Brustdrücken, Hantelfliegen und Widerstandsbandübungen gehören. Jede Übung wird ausführlich erklärt, wobei die beanspruchten Muskelgruppen und die richtige Form hervorgehoben werden, um die Wirksamkeit und Sicherheit zu maximieren.

Einbindung von Widerstandstraining für eine straffere Brust

Krafttraining ist ein wirksames Mittel zur Verbesserung der Brustelastizität. Wir besprechen die Vorteile der Verwendung von Gewichten oder Widerstandsbändern, um die Muskeln zu fordern und das Wachstum anzuregen. Indem Sie den Widerstand im Laufe der Zeit schrittweise erhöhen, können Sie die Kraft und den Tonus der Brustmuskeln schrittweise verbessern, was zu einer besseren Unterstützung und einem besseren Erscheinungsbild der Brust führt.

Yoga und Stretching für die Flexibilität der Brust

Flexibilität ist ein wesentlicher Aspekt der Gesundheit und Haltung der Brust. Wir werden untersuchen, wie Yoga und Stretching die Flexibilität und Beweglichkeit von Brust, Schultern und Rücken fördern können – Bereiche, die zum Gesamtbild der Brust beitragen. Sanfte Dehnübungen und Yoga-Übungen können Muskelverspannungen vorbeugen, die Durchblutung verbessern und die Elastizität der Brust unterstützen.

Erstellen einer auf die Brust fokussierten Trainingsroutine

Der Aufbau einer umfassenden Trainingsroutine, die auf die Brustmuskulatur abzielt, erfordert eine sorgfältige Planung. Wir besprechen, wie Sie Ihr Training so strukturieren, dass neben Ganzkörper- und Herz-Kreislauf-Workouts auch brustorientierte Übungen integriert werden. Ein ausgewogener Ansatz stellt sicher, dass Sie alle Aspekte der Fitness berücksichtigen und gleichzeitig der Gesundheit der Brust Priorität einräumen.

Progressive Trainings- und Überwachungsergebnisse

Wie bei jeder Fitnessbemühung sind Beständigkeit und Fortschritt der Schlüssel. Wir befassen uns mit dem Konzept der progressiven Überlastung, bei der Sie die Intensität Ihrer Übungen im Laufe der Zeit schrittweise steigern. Darüber hinaus erkunden wir Methoden zur Verfolgung Ihres Fortschritts und zur Überwachung von Veränderungen des Brustbildes, des Muskeltonus und der Gesamtkraft.

Anpassen Ihres Trainingsplans

Jeder Mensch ist einzigartig und die Trainingsvorlieben variieren. Wir beraten Sie dabei, wie Sie Ihr auf die Brust fokussiertes Trainingsprogramm an Ihr Fitnessniveau, Ihre Ziele und Vorlieben anpassen können. Unabhängig davon, ob Sie Anfänger sind oder über Vorkenntnisse verfügen, stellt die individuelle Anpassung sicher, dass Ihr Trainingsplan mit Ihrem persönlichen Weg zu einer verbesserten Brustelastizität übereinstimmt.

Sicherheitsüberlegungen und Vorsichtsmaßnahmen

Die Sicherheit beim Training ist von größter Bedeutung. Wir werden allgemeine Sicherheitsüberlegungen und Vorsichtsmaßnahmen besprechen, die bei Übungen für die Brust zu treffen sind. Die richtige Form, geeignete Aufwärmroutinen und das Hören auf Ihren Körper sind wesentliche Bestandteile eines sicheren und effektiven Trainingsprogramms.

Wenn Sie sich mit Übungen für die Brust befassen, werden Sie eine Reihe von Optionen zur Stärkung und Unterstützung der Muskeln entdecken, die zur Elastizität der Brust beitragen. Indem Sie diese Übungen in Ihre Fitnessroutine integrieren und einen ganzheitlichen Gesundheitsansatz verfolgen, können Sie sich auf den Weg machen, die Stärke, das Aussehen und die Vitalität Ihrer Brust zu verbessern.

Kapitel 5: Die richtige Haltung beibehalten

In diesem Kapitel untersuchen wir die wichtige Rolle, die die richtige Haltung bei der Förderung der Gesundheit, des Aussehens und des allgemeinen Wohlbefindens der Brust spielt. Obwohl dies oft übersehen wird, ist die Aufrechterhaltung einer guten Körperhaltung unerlässlich, um eine Belastung der Muskeln und Bänder, die die Brust stützen, zu vermeiden. Indem Sie die Bedeutung der Körperhaltung verstehen und achtsame Übungen in Ihren Alltag integrieren, können Sie die Elastizität Ihrer Brust positiv beeinflussen und zu einem selbstbewussten und gesunden Körper beitragen.

Die Bedeutung der Körperhaltung für das Aussehen der Brust

Die richtige Körperhaltung wirkt sich nicht nur auf Ihr Gesamterscheinungsbild aus, sondern hat auch einen direkten Einfluss darauf, wie Ihre Brust wahrgenommen wird. Wir gehen der Frage nach, wie eine krumme Haltung oder eine schlechte Körperhaltung dazu führen kann, dass die Brust nicht optimal dargestellt wird und möglicherweise zu Erschlaffung und Unbehagen führt. Durch die Beibehaltung einer aufrechten Haltung schaffen Sie eine schmeichelhaftere und stützendere Umgebung für die Brust.

Übungen zur Verbesserung der Körperhaltung und Brustausrichtung
Wir erkunden eine Reihe von Übungen und Dehnübungen, die Ihre Körperhaltung verbessern und die Wirbelsäule aufrichten sollen. Zu diesen Übungen können Schulterblattdrücken, Kinnbeugen und Wall Angels gehören. Indem Sie die Muskeln beanspruchen, die eine korrekte Körperhaltung unterstützen, können Sie den Auswirkungen von längerem Sitzen und anderen häufigen Gewohnheiten, die zu einer schlechten Körperhaltung beitragen, entgegenwirken.

Ergonomie und Brustgesundheit bei alltäglichen Aktivitäten

Über das Training hinaus hat auch die Art und Weise, wie Sie tägliche Aktivitäten ausführen – wie Sitzen, Stehen und Arbeiten – erhebliche Auswirkungen auf Ihre Körperhaltung und die Gesundheit Ihrer Brust. Wir besprechen die Prinzipien des ergonomischen Designs und wie man unterstützende Umgebungen schafft, die die richtige Körperhaltung fördern. Durch kleine Anpassungen Ihres Arbeitsplatzes und Ihrer Gewohnheiten können Sie einen haltungsfreundlichen Lebensstil beibehalten.

Haltung und Selbstvertrauen

Die richtige Haltung wirkt sich nicht nur auf die körperliche Gesundheit aus, sondern beeinflusst auch Ihren geistigen und emotionalen Zustand. Wir erforschen den Zusammenhang zwischen Körperhaltung und Selbstvertrauen und besprechen, wie aufrechtes Stehen und Eigenverantwortung das Selbstwertgefühl und das Körperbild stärken können.

Indem Sie den Zusammenhang zwischen Körperhaltung und emotionalem Wohlbefinden erkennen, können Sie eine positive Selbstwahrnehmung entwickeln, die von innen heraus ausstrahlt.

Haltungsübungen in den Alltag integrieren

Wir geben Ihnen praktische Tipps und Strategien zur Integration haltungsverbessernder Übungen in Ihren Alltag. Von achtsamen Haltungskontrollen bis hin zur Erstellung von Erinnerungen – diese einfachen, aber effektiven Strategien können Ihnen dabei helfen, dauerhafte Gewohnheiten zu entwickeln, die die Gesundheit Ihrer Brust unterstützen.

Haltungs- und altersbedingte Veränderungen

Mit zunehmendem Alter wird die Aufrechterhaltung der richtigen Haltung immer wichtiger, um die Elastizität der Brust zu erhalten und ein Erschlaffen zu verhindern. Wir besprechen, wie sich altersbedingte Veränderungen der Körperhaltung und des Muskeltonus auf den Brustbereich auswirken können, und vermitteln Strategien, um diesen Auswirkungen entgegenzuwirken. Durch Übungen zur Verbesserung der Körperhaltung können Sie den natürlichen Alterungsprozess mit Anmut und Selbstvertrauen meistern.

Ganzheitliches Wohlbefinden und Haltung

Die richtige Haltung ist ein wesentlicher Aspekt ganzheitlichen Wohlbefindens. Wir werden untersuchen, wie die Körperhaltung mit anderen Elementen des Wohlbefindens, wie körperlicher

Fitness, emotionaler Gesundheit und Selbstfürsorge, zusammenhängt. Indem Sie den Zusammenhang dieser Aspekte erkennen, können Sie einen umfassenden Wellness-Ansatz verfolgen, der die Elastizität und allgemeine Vitalität Ihrer Brust unterstützt.

Langfristige Haltungserhaltung

Die Aufrechterhaltung der richtigen Körperhaltung ist eine lebenslange Verpflichtung. Wir besprechen Strategien zur Aufrechterhaltung einer guten Körperhaltung in verschiedenen Lebensphasen, von der Jugend bis zum Erwachsenenalter und darüber hinaus. Durch die konsequente Anwendung haltungsverbessernder Techniken können Sie die dauerhafte Gesundheit und das Aussehen Ihrer Brust sicherstellen.

Wenn Sie in die Welt der richtigen Körperhaltung eintauchen, erhalten Sie wertvolle Erkenntnisse darüber, wie sich die Ausrichtung Ihres Körpers auf die Gesundheit Ihrer Brust und Ihr allgemeines Wohlbefinden auswirkt . Indem Sie Übungen zur Verbesserung der Körperhaltung in Ihren Alltag integrieren, können Sie eine unterstützende Grundlage schaffen, die zur langfristigen Elastizität und Lebendigkeit Ihrer Brust beiträgt.

Kapitel 6: Hautpflege und Brustelastizität

In diesem Kapitel verlagern wir unseren Fokus auf die äußere Pflege des Brustbereichs durch Hautpflegepraktiken, die zum Erhalt seiner Elastizität, Geschmeidigkeit und allgemeinen Gesundheit beitragen. So wie wir der Hautpflege für Gesicht und Körper Priorität einräumen, benötigt auch die Haut an der Brust Aufmerksamkeit und Pflege, um ihre Vitalität sicherzustellen und die zugrunde liegenden Strukturen zu unterstützen. Indem Sie die besonderen Bedürfnisse des Brustbereichs verstehen und wirksame Hautpflegeroutinen anwenden, können Sie Ihre Haut pflegen und ihr Aussehen verbessern.

Anatomie der Brusthaut verstehen

Bevor Sie sich mit Hautpflegepraktiken befassen, ist es wichtig, die anatomischen Merkmale der Brusthaut zu verstehen. Wir untersuchen die Struktur und Eigenschaften der Brusthaut, einschließlich ihrer Dicke, Elastizität und Anfälligkeit für Dehnungsstreifen. Das Verständnis dieser Faktoren wird einen Einblick in die spezifischen Hautpflegebedürfnisse des Brustbereichs geben.

Auswahl der richtigen Hautpflegeprodukte

Wir besprechen, wie wichtig es ist, geeignete Hautpflegeprodukte auszuwählen, die auf die empfindliche Haut der Brust abgestimmt sind. Von

Reinigungs- und Feuchtigkeitscremes bis hin zu Seren und Sonnenschutzmitteln erkunden wir Inhaltsstoffe und Formulierungen, die die Gesundheit und Elastizität der Haut fördern. Indem Sie fundierte Entscheidungen treffen, können Sie eine Hautpflegeroutine erstellen, die auf die besonderen Bedürfnisse Ihrer Brust eingeht.

Massagetechniken zur Verbesserung der Brustelastizität

Regelmäßige Massagen können einen wesentlichen Beitrag zur Erhaltung der Hautelastizität und zur Verbesserung der Blutzirkulation im Brustbereich leisten. Wir beschäftigen uns mit Massagetechniken, die die Kollagenproduktion anregen, die Lymphdrainage steigern und die allgemeine Hautgesundheit fördern. Indem Sie diese Techniken in Ihre Routine integrieren, können Sie zur Geschmeidigkeit und Vitalität Ihrer Brust beitragen.

Vorbeugung von Dehnungsstreifen und schlaffer Haut

Dehnungsstreifen und schlaffe Haut sind häufige Probleme im Brustbereich. Wir untersuchen Strategien zur Vorbeugung und Minimierung des Auftretens von Dehnungsstreifen sowie Techniken zur Verbesserung der Hautfestigkeit. Durch einen proaktiven Ansatz bei der Hautpflege können Sie daran arbeiten, die Auswirkungen von Faktoren zu reduzieren, die im Laufe der Zeit zu Hautveränderungen beitragen.

Feuchtigkeitsversorgung und Feuchtigkeitsversorgung für die Brusthaut

Hydratisierte Haut ist widerstandsfähiger und elastischer. Wir besprechen die Rolle der richtigen Flüssigkeitszufuhr und Befeuchtung bei der Erhaltung der Gesundheit und des Aussehens der Brust. Zu verstehen, wie man effektiv Feuchtigkeit spendet und speichert, kann zu einem jugendlicheren und lebendigeren Teint der Brust beitragen.

Sonnenschutz und UV-Exposition**

Sonnenschäden können die Elastizität und Gesundheit der Haut beeinträchtigen. Wir erläutern die Bedeutung des Sonnenschutzes im Brustbereich und besprechen Strategien zum Schutz Ihrer Haut vor schädlichen UV-Strahlen. Durch die Anwendung sonnensicherer Methoden können Sie dazu beitragen, vorzeitiger Hautalterung vorzubeugen und die Integrität Ihrer Brusthaut zu erhalten.

Hautpflegerituale für eine gesunde Brust

Wir beraten Sie bei der Erstellung eines umfassenden Hautpflegerituals, das Reinigung, Peeling, Massage, Feuchtigkeitspflege und Sonnenschutz umfasst. Eine konsequente Hautpflegeroutine, die auf die individuellen Bedürfnisse des Brustbereichs zugeschnitten ist, kann zu seiner langfristigen Gesundheit und Vitalität beitragen.

Natürliche Heilmittel und DIY-Hautpflege

Für diejenigen, die sich für natürliche Ansätze interessieren, erkunden wir DIY-Hautpflegerezepte und Heilmittel, die sich ganz einfach zu Hause zubereiten lassen. Diese natürlichen Behandlungen können Ihre Hautpflegeroutine ergänzen und die Brusthaut zusätzlich mit Nährstoffen versorgen.

Erhalt der Gesundheit der Brusthaut

Abschließend besprechen wir Strategien, wie Sie die Vorteile Ihrer Hautpflegebemühungen über einen längeren Zeitraum hinweg aufrechterhalten können. Indem Sie konsequent eine wirksame Hautpflege praktizieren und Ihre Routine je nach Bedarf anpassen, können Sie die Elastizität und das Aussehen Ihrer Brusthaut in verschiedenen Lebensphasen unterstützen.

Wenn Sie die Welt der Hautpflege für die Gesundheit der Brust erkunden, erhalten Sie Einblicke, wie äußere Pflege zur allgemeinen Elastizität und Vitalität des Brustbereichs beitragen kann. Indem Sie diese Hautpflegepraktiken in Ihre tägliche Routine integrieren, können Sie Ihre Haut pflegen und zur langfristigen Gesundheit und dem Aussehen Ihrer Brust beitragen.

Kapitel 7: Lebensstilfaktoren und Brustlastizität

In diesem Kapitel untersuchen wir, wie verschiedene Lebensstilfaktoren die Brustelastizität und die allgemeine Brustgesundheit beeinflussen. Unsere täglichen Gewohnheiten, Entscheidungen und Verhaltensweisen spielen eine wichtige Rolle bei der Gestaltung des Zustands unseres Körpers, einschließlich des Brustbereichs. Indem Sie die Auswirkungen von Lebensstilfaktoren verstehen und bewusste Entscheidungen treffen, können Sie proaktiv zur langfristigen Gesundheit, zum Aussehen und zur Widerstandsfähigkeit Ihrer Brust beitragen.

Die Rolle der Ernährung im Lebensstil

Wir betrachten erneut die zentrale Rolle der Ernährung und ihren direkten Einfluss auf die Gesundheit der Brust. Von den Nahrungsmitteln, die wir zu uns nehmen, bis zum Zeitpunkt unserer Mahlzeiten werden wir untersuchen, wie sich Ernährungsgewohnheiten und -gewohnheiten auf die Qualität des Brustgewebes, die Kollagenproduktion und die allgemeine Elastizität auswirken. Durch eine ausgewogene und nährstoffreiche Ernährung können Sie Ihre Essgewohnheiten an Ihre Wünsche für eine optimale Brustgesundheit anpassen.

Flüssigkeitszufuhr und Lebensstil

Eine ausreichende Flüssigkeitszufuhr ist nicht nur für die allgemeine Gesundheit von entscheidender Bedeutung, sondern auch für die Aufrechterhaltung der Hautelastizität und die Vorbeugung von Trockenheit. Wir besprechen, wie Lebensstilfaktoren wie Flüssigkeitsaufnahme, Koffeinkonsum und Alkoholkonsum den Flüssigkeitsgehalt und damit die Gesundheit der Brusthaut und des darunter liegenden Gewebes beeinflussen können. Indem Sie der Flüssigkeitszufuhr Priorität einräumen, unterstützen Sie die Lebendigkeit und Elastizität Ihrer Brust.

Körperliche Aktivität und Brustgesundheit

Regelmäßige körperliche Aktivität ist ein Grundpfeiler eines gesunden Lebensstils und hat einen direkten Einfluss auf die Elastizität der Brust. Wir werden untersuchen, wie ein sitzender Lebensstil und Bewegungsmangel zu geschwächten Muskeln, schlechter Durchblutung und beeinträchtigter Körperhaltung beitragen können – Faktoren, die das Aussehen und die Unterstützung der Brust beeinträchtigen. Indem Sie Bewegung und Training in Ihren Alltag integrieren, können Sie den Muskeltonus, die Durchblutung und die allgemeine Gesundheit Ihrer Brust verbessern.

Schlafqualität und Brustelastizität

Schlaf ist ein erholsamer Prozess, der verschiedene Aspekte der Gesundheit beeinflusst, einschließlich der Elastizität und des Aussehens der Haut. Wir besprechen den Zusammenhang zwischen

Schlafqualität, Zellregeneration und der Erhaltung von gesundem Brustgewebe. Strategien zur Verbesserung der Schlafhygiene und zur Priorisierung eines erholsamen Schlafs können zur langfristigen Gesundheit Ihrer Brust beitragen.

Stressbewältigung und emotionales Wohlbefinden

Chronischer Stress kann tiefgreifende Auswirkungen auf den Körper haben, auch auf den Brustbereich. Wir befassen uns mit den Auswirkungen von Stresshormonen auf die Kollagen- und Elastinproduktion sowie mit dem Potenzial stressbedingter Gewohnheiten wie einer schlechten Körperhaltung. Strategien zur Stressbewältigung, wie Achtsamkeit, Entspannungstechniken und Selbstpflegepraktiken, können die Elastizität der Brust und das allgemeine Wohlbefinden positiv beeinflussen.

Tabak- und Alkoholkonsum

Die Entscheidungen, die wir in Bezug auf Tabak- und Alkoholkonsum treffen, können die Gesundheit und Elastizität der Haut erheblich beeinflussen. Wir werden untersuchen, wie Rauchen und übermäßiger Alkoholkonsum der Haut wichtige Nährstoffe entziehen, die Durchblutung beeinträchtigen und die Alterung beschleunigen können. Das Verständnis der Auswirkungen dieser Substanzen auf die Gesundheit der Brust kann Sie dazu motivieren, gesündere Entscheidungen zu treffen, die die Elastizität unterstützen.

Gewichtskontrolle und Aussehen der Brust

Die Aufrechterhaltung eines gesunden Gewichts ist für die allgemeine Gesundheit von entscheidender Bedeutung und hat Auswirkungen auf das Erscheinungsbild der Brust. Wir besprechen, wie sich Gewichtsschwankungen, sowohl bei Gewichtszunahme als auch bei Gewichtsverlust, auf die Elastizität der Haut und die strukturelle Integrität des Brustgewebes auswirken können. Durch eine ausgewogene Gewichtskontrolle können Sie die Gesundheit und Widerstandsfähigkeit Ihrer Brust langfristig fördern.

Umweltfaktoren und Lebensstilentscheidungen

Äußere Umweltfaktoren wie Sonneneinstrahlung und Umweltverschmutzung können die Gesundheit und Elastizität der Haut beeinflussen. Wir werden untersuchen, wie Lebensstilentscheidungen, wie das Tragen von Sonnenschutzmitteln und die Minimierung der Belastung durch Schadstoffe, den Brustbereich vor vorzeitiger Alterung schützen und seine Vitalität bewahren können.

Nachhaltige Lebensgewohnheiten für die Elastizität der Brust

Um die Vorteile langfristig aufrechtzuerhalten, ist die Einbeziehung nachhaltiger Lebensgewohnheiten von entscheidender Bedeutung. Wir besprechen Strategien zur Schaffung nachhaltiger Veränderungen, die Ihren Werten und Zielen entsprechen. Indem Sie sich Gewohnheiten aneignen, die die Elastizität der Brust und die allgemeine

Gesundheit unterstützen, können Sie zum langfristigen Wohlbefinden Ihrer Brust beitragen.

Wenn Sie sich durch das komplexe Netz von Lebensstilfaktoren navigieren, werden Sie ein tieferes Verständnis dafür gewinnen, wie sich Ihre täglichen Entscheidungen auf die Elastizität und das Aussehen Ihrer Brust auswirken. Indem Sie fundierte Entscheidungen treffen und einen ganzheitlichen Ansatz für Ihr Wohlbefinden verfolgen, können Sie einen Lebensstil schaffen, der die Gesundheit und Vitalität Ihrer Brust über viele Jahre hinweg fördert.

Kapitel 8: BHs und Brustunterstützung

In diesem Kapitel befassen wir uns mit der entscheidenden Rolle, die BHs für die richtige Unterstützung, den Komfort und die Aufrechterhaltung der Elastizität der Brust spielen. Das Tragen des richtigen BH-Typs kann sich erheblich auf die Gesundheit, das Aussehen und das allgemeine Wohlbefinden der Brust auswirken. Wenn Sie die Bedeutung der BH-Auswahl, -Passform und -Pflege verstehen, können Sie sicherstellen, dass Ihre Brust die nötige Unterstützung erhält, um ihre Elastizität und Vitalität zu bewahren.

Die Bedeutung der richtigen Brustunterstützung

Wir beginnen mit der Untersuchung, warum die richtige Unterstützung der Brust für die Erhaltung der Gesundheit und Elastizität des Brustgewebes unerlässlich ist. Wir besprechen, wie BHs dazu beitragen, das Gewicht zu verteilen, Belastungen zu reduzieren und ein Durchhängen zu verhindern – Faktoren, die sich direkt auf das Erscheinungsbild und den Komfort der Brust auswirken. Wenn Sie die Bedeutung angemessener Unterstützung erkennen, können Sie bei der Auswahl eines BHs fundierte Entscheidungen treffen.

BH-Typen und ihre Auswirkungen auf die Brustgesundheit

Wir befassen uns mit verschiedenen BH-Typen wie Sport-BHs, Bügel-BHs und bügellosen BHs und besprechen deren spezifische Vorteile und Überlegungen zur Brustunterstützung. Wir werden untersuchen, wie sich jeder BH-Typ auf die Durchblutung, Bewegung und die allgemeine Brustgesundheit auswirkt. Wenn Sie die Eigenschaften verschiedener BHs kennen, können Sie die für Ihre Bedürfnisse am besten geeigneten Optionen auswählen.

BH-Passform und Brustelastizität

Ein gut sitzender BH ist entscheidend, um optimalen Halt zu bieten und das Brustgewebe nicht unnötig zu belasten. Wir führen Sie durch den Prozess zur Ermittlung der richtigen BH-Größe, einschließlich Messtechniken und Anzeichen eines schlecht sitzenden BHs. Durch das Tragen von richtig sitzenden BHs können Sie das Risiko von Beschwerden und möglichen negativen Auswirkungen auf die Brustelastizität minimieren.

Der Einfluss von Sport-BHs auf die Brustelastizität

Bewegung und körperliche Aktivität erfordern spezielle Unterstützung, um die Gesundheit der Brust während der Bewegung zu erhalten. Wir besprechen die Bedeutung von Sport-BHs, um übermäßiges Springen und eine Belastung des Brustgewebes zu verhindern. Wir werden untersuchen, wie Sport-BHs dazu beitragen, die Elastizität der Brust beim Training und bei Aktivitäten aufrechtzuerhalten.

BHs und Haltungsverbesserung
Auch gut sitzende BHs können sich positiv auf die Körperhaltung auswirken. Wir besprechen, wie BHs mit ausreichender Unterstützung eine bessere Körperhaltung fördern können, indem sie das Gewicht verteilen und eine aufrechte Haltung fördern. Eine verbesserte Körperhaltung kann zur Gesundheit der Brust, zur allgemeinen Körperausrichtung und zum Erscheinungsbild beitragen.

BHs für verschiedene Anlässe auswählen

Unterschiedliche Aktivitäten und Outfits erfordern unterschiedliche Arten von BHs. Wir beraten Sie bei der Auswahl geeigneter BHs für verschiedene Anlässe, vom Alltagsgebrauch bis hin zu besonderen Anlässen, und besprechen, wie diese Auswahl die Gesundheit und den Komfort der Brust beeinflussen kann. Durch eine Reihe von BHs, die auf unterschiedliche Bedürfnisse zugeschnitten sind, können Sie konsistenten Halt und Komfort gewährleisten.

BH-Pflege und Langlebigkeit

Für eine dauerhafte Unterstützung der Brust ist die Aufrechterhaltung der Qualität und Funktionalität Ihrer BHs von entscheidender Bedeutung. Wir geben Tipps für die richtige BH-Pflege, einschließlich Waschen, Lagerung und Überlegungen zur Lebensdauer. Durch die Pflege Ihrer BHs können Sie sicherstellen, dass sie zuverlässigen Halt bieten und zur langfristigen Elastizität Ihrer Brust beitragen.

Die Zeit ohne BH genießen

Während die richtige Unterstützung des BHs von entscheidender Bedeutung ist, gibt es Fälle, in denen es von Vorteil sein kann, auf einen BH zu verzichten. Wir erläutern, wie wichtig es ist, Ihrer Brust das Atmen zu ermöglichen, und welche potenziellen Vorteile es hat, für kurze Zeit ohne BH auszukommen. Indem Sie ein Gleichgewicht zwischen unterstützendem BH-Tragen und BH-freier Zeit finden, können Sie zur Gesundheit und zum Komfort Ihrer Brust beitragen.

Lebensstil und BH-Auswahl

Wir besprechen, wie sich Lebensstilfaktoren wie Aktivitätsniveau, Kleidungsvorlieben und Komfort auf Ihre BH-Auswahl auswirken sollten. Indem Sie Ihre BH-Auswahl an Ihre täglichen Aktivitäten und Vorlieben anpassen, können Sie eine konsistente und angemessene Unterstützung gewährleisten, die die Elastizität der Brust und das allgemeine Wohlbefinden fördert.

Während Sie sich in der Welt der BHs und der Brustunterstützung zurechtfinden, werden Sie ein tieferes Verständnis dafür gewinnen, wie die richtige Wahl und Passform des BHs zur Elastizität, zum Komfort und zum Aussehen Ihrer Brust beiträgt. Indem Sie BHs auswählen, die Ihren Bedürfnissen die richtige Unterstützung bieten, und diese sorgfältig pflegen, können Sie die Gesundheit und Vitalität Ihrer Brust über Jahre hinweg erhalten.

Kapitel 9: Natürliche Heilmittel und pflanzliche Nahrungsergänzungs mittel

In diesem Kapitel erkunden wir den Bereich der natürlichen Heilmittel und pflanzlichen Nahrungsergänzungsmittel als potenzielle Beiträge zur Gesundheit und Elastizität der Brust. Natürliche Heilmittel und Kräuter werden seit Jahrhunderten zur Förderung des Wohlbefindens und zur Behandlung verschiedener Gesundheitsprobleme eingesetzt. Wir untersuchen, wie bestimmte Pflanzen, Kräuter und natürliche Substanzen vermutlich die Gesundheit der Brust beeinflussen, und bieten Einblicke in deren potenzielle Vorteile und Überlegungen.

Erkundung der Kräutertradition

Wir beginnen damit, uns mit der historischen und kulturellen Verwendung von Kräutern und Naturheilmitteln für Gesundheit und Schönheit zu befassen. Wir werden diskutieren, wie verschiedene Kulturen Kräutertraditionen angenommen und in die täglichen Praktiken integriert haben. Das Verständnis der Wurzeln der Kräuterheilkunde bietet einen

Kontext für die Erforschung ihrer potenziellen Rolle bei der Erhaltung der Brustgesundheit.

Kräuter und Pflanzen für die Gesundheit der Brust

Wir werden bestimmte Kräuter und Pflanzen erforschen, die traditionell mit der Unterstützung der Gesundheit und Elastizität der Brust in Verbindung gebracht werden. Beispiele hierfür sind Bockshornklee, Fenchel, Rotklee, wilde Yamswurzel und Sägepalme. Wir besprechen die möglichen Mechanismen, durch die diese Kräuter den Hormonhaushalt, die Kollagenproduktion und das allgemeine Wohlbefinden der Brust beeinflussen können.

Potenzielle Vorteile von pflanzlichen Nahrungsergänzungsmitteln

Es wird angenommen, dass bestimmte pflanzliche Nahrungsergänzungsmittel durch ihre einzigartigen Eigenschaften zur Gesundheit und Elastizität der Brust beitragen. Wir besprechen, wie diese Nahrungsergänzungsmittel mit dem Körper interagieren und Faktoren wie Hormonregulierung, Durchblutung und Gewebeunterstützung beeinflussen können. Wenn Sie die potenziellen Vorteile verstehen, können Sie fundierte Entscheidungen über die Einbeziehung pflanzlicher Nahrungsergänzungsmittel in Ihre Routine treffen.

Überlegungen und Sicherheit

Obwohl pflanzliche Heilmittel potenzielle Vorteile bieten, ist es wichtig, sie mit Vorsicht und

Bewusstsein anzugehen. Wir besprechen Überlegungen wie Dosierung, Wechselwirkungen mit Medikamenten und mögliche Nebenwirkungen. Es ist ratsam, vor der Einführung pflanzlicher Nahrungsergänzungsmittel einen Arzt zu konsultieren, um sicherzustellen, dass diese mit Ihrem individuellen Gesundheitsprofil kompatibel sind.

Ernährungsunterstützung durch Kräutertees

Kräutertees können eine beruhigende und nährende Möglichkeit sein, Kräuter in Ihre Routine zu integrieren. Wir werden Kräutertees erkunden, die für ihre potenzielle Wirkung auf die Brustgesundheit bekannt sind, wie zum Beispiel Löwenzahnwurzel, rote Himbeerblätter und Bockshornklee-Tee. Diese Tees bieten eine angenehme und feuchtigkeitsspendende Möglichkeit, die Kräuterunterstützung zu nutzen.
Kräuterheilmittel und topische Anwendungen zum Selbermachen

Wir geben Anleitungen zur Zubereitung und Anwendung von DIY-Kräuterheilmitteln, wie z. B. mit Kräutern angereicherte Öle oder Cremes, zur äußerlichen Anwendung im Brustbereich. Diese topischen Behandlungen können die Haut mit Nährstoffen und Feuchtigkeit versorgen und so zu ihrer Elastizität und allgemeinen Gesundheit beitragen.

Kräuteransätze mit anderen Strategien in Einklang bringen

Pflanzliche Heilmittel können andere Lebensstilfaktoren ergänzen, die wir in den vorherigen Kapiteln untersucht haben. Wir besprechen, wie pflanzliche Unterstützung mit Praktiken wie Hautpflege, Bewegung und korrekter Körperhaltung harmonieren kann. Durch die Integration pflanzlicher Heilmittel in einen umfassenden Ansatz können Sie eine umfassende Kur erstellen, die verschiedene Aspekte der Brustgesundheit berücksichtigt.

Ganzheitliches Wohlbefinden umarmen

Letztendlich steht die Integration natürlicher Heilmittel und pflanzlicher Nahrungsergänzungsmittel im Einklang mit einem ganzheitlichen Ansatz für das Wohlbefinden. Wir werden diskutieren, wie die ganzheitliche Perspektive die Wechselwirkungen zwischen physischen, emotionalen und spirituellen Aspekten der Gesundheit erkennt. Durch ganzheitliches Wohlbefinden können Sie ein harmonisches und ausgeglichenes Umfeld schaffen, das die Elastizität und Vitalität Ihrer Brust unterstützt.

Konsultation mit medizinischem Fachpersonal

In diesem Kapitel betonen wir, wie wichtig es ist, sich mit medizinischem Fachpersonal zu beraten, bevor Sie pflanzliche Nahrungsergänzungsmittel oder Heilmittel in Ihre Routine aufnehmen. Ihr Fachwissen kann Ihnen dabei helfen, fundierte Entscheidungen zu treffen, die Ihren individuellen Gesundheitsbedürfnissen und -zielen entsprechen.

Wenn Sie die Welt der Naturheilmittel und pflanzlichen Nahrungsergänzungsmittel erkunden, erhalten Sie Einblicke, wie diese traditionellen Praktiken möglicherweise zur Gesundheit und Elastizität der Brust beitragen können. Indem Sie die pflanzliche Unterstützung mit Achtsamkeit, Rücksichtnahme und einer ganzheitlichen Perspektive angehen, können Sie einen umfassenden Ansatz zur Erhaltung der Gesundheit und Vitalität Ihrer Brust entwickeln.

Kapitel 10: Chirurgische und medizinische Eingriffe

In diesem Kapitel befassen wir uns mit chirurgischen und medizinischen Eingriffen als Optionen zur Verbesserung der Gesundheit, des Aussehens und der Elastizität der Brust. Während sich die vorherigen Kapitel auf natürliche und Lifestyle-Ansätze konzentrierten, ist es wichtig anzuerkennen, dass auch medizinische Eingriffe eine Rolle bei der Verbesserung der Brustelastizität spielen können. Wir werden verschiedene chirurgische und medizinische Optionen, ihre potenziellen Vorteile, Überlegungen und die Bedeutung einer fundierten Entscheidungsfindung untersuchen.

Einführung in chirurgische und medizinische Eingriffe

Wir beginnen mit einem Überblick über die chirurgischen und medizinischen Eingriffe, die Personen zur Verfügung stehen, die die Gesundheit und Elastizität der Brust verbessern oder verbessern möchten. Von chirurgischen Eingriffen bis hin zu minimalinvasiven Behandlungen besprechen wir die Bandbreite der verfügbaren Optionen und ihre möglichen Ergebnisse.

Brustvergrößerung und -verkleinerung

Wir werden uns mit Brustvergrößerungsoperationen befassen, bei denen es um die Vergrößerung der Brust mithilfe von Implantaten oder Fetttransfer geht. Darüber hinaus besprechen wir die Brustverkleinerung, die darauf abzielt, die Brustgröße zu reduzieren und den Komfort zu verbessern. Beide Eingriffe können Auswirkungen auf das Aussehen der Brust und die Verteilung des Brustgewebes haben.

Bruststraffung (Mastopexie)

Eine Bruststraffung, auch Mastopexie genannt, ist ein Verfahren zur Anhebung und Neuformung schlaffer Brüste. Wir besprechen, wie diese Operation Probleme im Zusammenhang mit der Brustelastizität beheben kann, insbesondere in Fällen, in denen es aufgrund von Faktoren wie Schwangerschaft, Gewichtsverlust oder Alter zu einer Erschlaffung gekommen ist.

Lipofilling und Fetttransfer

Beim Lipofilling oder Fetttransfer werden die eigenen Fettzellen einer Person verwendet, um die Größe und Form der Brüste zu verbessern. Wir werden untersuchen, wie dieser minimalinvasive Eingriff das Erscheinungsbild der Brust beeinflussen und möglicherweise zur Elastizität der Brust beitragen kann.

Nicht-chirurgische Behandlungen und Verfahren

Über die chirurgischen Optionen hinaus besprechen wir nicht-chirurgische Behandlungen und Verfahren, die die Gesundheit und Elastizität der Brust verbessern können. Dazu können Ultraschalltherapie, Radiofrequenzbehandlungen und Lasertherapien gehören. Wir werden ihre potenziellen Vorteile, Mechanismen und Überlegungen untersuchen.

Überlegungen und Entscheidungsfindung für Patienten

Die Entscheidung, sich einem chirurgischen oder medizinischen Eingriff zu unterziehen, ist eine wichtige Entscheidung. Wir besprechen wichtige Überlegungen wie Kandidatur, Risiken, Vorteile, Genesung und erwartete Ergebnisse. Wir betonen die Bedeutung einer gründlichen Recherche, der Beratung mit qualifizierten Fachleuten und einer fundierten Entscheidungsfindung.

Ganzheitlicher Ansatz für Interventionen

Wir werden untersuchen, wie chirurgische und medizinische Eingriffe in einen ganzheitlichen Ansatz für das Wohlbefinden integriert werden können. Obwohl diese Interventionen spezifische Vorteile bieten, sind sie am effektivsten, wenn sie mit anderen Faktoren wie Lebensstil, Hautpflege und Bewegung kombiniert werden. Ein umfassender Ansatz unterstützt die langfristige Gesundheit und Vitalität der Brust.

43

Konsultation mit medizinischem Fachpersonal

In diesem Kapitel betonen wir die entscheidende Bedeutung der Beratung durch qualifizierte medizinische Fachkräfte. Unabhängig davon, ob eine Operation oder eine nicht-chirurgische Behandlung in Betracht gezogen wird, stellt eine gründliche Beratung sicher, dass Sie genaue Informationen, personalisierte Empfehlungen und ein klares Verständnis der verfügbaren Optionen erhalten.

Personalisierter Ansatz und Empowerment

Die Reise jedes Einzelnen ist einzigartig und es gibt keine einheitliche Lösung. Wir empfehlen Ihnen, Ihre persönlichen Ziele, Vorlieben und gesundheitlichen Umstände zu berücksichtigen, wenn Sie chirurgische und medizinische Eingriffe in Betracht ziehen. Durch einen bewussten und informierten Ansatz können Sie Entscheidungen treffen, die Ihren Wünschen nach Gesundheit und Elastizität Ihrer Brust entsprechen.

Während Sie die Welt der chirurgischen und medizinischen Eingriffe erkunden, erhalten Sie Einblicke in die möglichen Optionen zur Verbesserung der Gesundheit und Elastizität der Brust. Indem Sie diese Interventionen mit sorgfältiger Überlegung, Beratung und einer ganzheitlichen Perspektive angehen, können Sie Entscheidungen treffen, die Ihre individuellen Ziele unterstützen und zu Ihrem allgemeinen Wohlbefinden beitragen.

Kapitel 11: Körperpositivität und Selbstfürsorge fördern

In diesem letzten Kapitel konzentrieren wir uns auf die emotionalen und psychologischen Aspekte der Gesundheit und Elastizität der Brust. Körperpositivität und Selbstfürsorge sind grundlegende Bestandteile des allgemeinen Wohlbefindens, die sich direkt darauf auswirken, wie Sie Ihren Körper wahrnehmen, ihn pflegen und pflegen. Indem Sie eine positive Beziehung zu Ihrem Körper pflegen und der Selbstpflege Priorität einräumen, können Sie die Elastizität Ihrer Brust verbessern und zu einem gesünderen, erfüllteren Leben beitragen.

Körperpositivität verstehen

Wir beginnen mit der Erforschung des Konzepts der Körperpositivität – einer Bewegung, die Selbstakzeptanz, Selbstliebe und Wertschätzung für alle Körpertypen fördert. Wir besprechen, wie wichtig es ist, gesellschaftliche Schönheitsstandards, die das Körperbild beeinflussen können, zu erkennen und in Frage zu stellen. Wenn Sie Körperpositivität annehmen, werden Sie dazu ermutigt, die Einzigartigkeit Ihres Körpers zu feiern und eine positive Selbstwahrnehmung zu entwickeln.

Körperbild und Brustgesundheit

Wir befassen uns damit, wie sich das Körperbild nicht nur auf Ihr emotionales Wohlbefinden, sondern auch auf Ihre körperliche Gesundheit, einschließlich der Brustelastizität, auswirkt. Ein negatives Körperbild und Selbstkritik können zu Stress führen, der sich wiederum auf den Hormonhaushalt und die allgemeine Gesundheit auswirken kann. Indem Sie ein positives Körperbild fördern, schaffen Sie ein unterstützendes Umfeld für die Gesundheit der Brust und die allgemeine Vitalität.

Die Rolle der Selbstfürsorge für die Brustgesundheit

Selbstpflege umfasst eine Reihe von Praktiken, die Ihr geistiges, emotionales und körperliches Wohlbefinden in den Vordergrund stellen. Wir werden untersuchen, wie sich Selbstpflegerituale wie Achtsamkeit, Meditation, Tagebuchführung und das Verbringen von Zeit in der Natur positiv auf das Stressniveau, die Hormonregulierung und letztendlich auf die Gesundheit der Brust auswirken können. Regelmäßige Selbstpflegeaktivitäten unterstützen das allgemeine Wohlbefinden des Körpers, einschließlich des Brustbereichs.

Selbstliebe und Selbstvertrauen kultivieren

Wir besprechen Strategien zur Kultivierung von Selbstliebe und Selbstvertrauen, die wesentliche Bestandteile eines gesunden Körperbildes sind. Selbstbestätigungen, Dankbarkeit und positive Selbstgespräche können zu einem Gefühl der Stärke und Wertschätzung für die Widerstandsfähigkeit und Einzigartigkeit Ihres Körpers beitragen.

Negative Gedankenmuster überwinden

Negative Gedankenmuster können die Körperpositivität und die Bemühungen zur Selbstfürsorge untergraben. Wir erforschen Techniken, um negative Gedanken im Zusammenhang mit dem Körperbild herauszufordern und neu zu formulieren. Indem Sie eine mitfühlendere und realistischere Perspektive einnehmen, können Sie Selbstkritik loslassen und eine fürsorglichere Denkweise entwickeln.

Achtsames Essen und intuitive Ernährung

Achtsames Essen und intuitive Ernährung erfordern, dass Sie auf die Signale Ihres Körpers achten und freundlich auf seine Bedürfnisse reagieren. Wir besprechen, wie diese Praktiken eine gesunde Beziehung zu Lebensmitteln unterstützen und zum Hormonhaushalt, zur Verdauung und zum allgemeinen Wohlbefinden, einschließlich der Gesundheit der Brust, beitragen können.

Feiern Sie die Reise Ihres Körpers

Um Body Positivity anzunehmen, müssen Sie die Reise Ihres Körpers und die Erfahrungen, die ihn geprägt haben, anerkennen und feiern. Wir besprechen, wie wichtig es ist, die Veränderungen, die Ihr Körper durchgemacht hat, anzuerkennen und seine Widerstandsfähigkeit zu schätzen. Diese Perspektive trägt zu einem Gefühl der Akzeptanz und

Dankbarkeit für Ihren Körper, einschließlich Ihrer Brust, bei.

Ganzheitliches Wohlbefinden und emotionale Gesundheit

Abschließend untersuchen wir den Zusammenhang zwischen emotionaler Gesundheit und körperlichem Wohlbefinden. Indem Sie dem emotionalen Wohlbefinden Priorität einräumen, schaffen Sie eine Umgebung, die sich positiv auf den Hormonhaushalt, das Stressniveau und die allgemeine Gesundheit auswirkt. Ein ganzheitlicher Ansatz, der sowohl Ihre emotionalen als auch körperlichen Bedürfnisse berücksichtigt, trägt zur Elastizität und Vitalität Ihrer Brust bei.

Nehmen Sie Ihre einzigartige Reise an

In diesem Kapitel ermutigen wir Sie, Ihren einzigartigen Weg zur Gesundheit und Elastizität Ihrer Brust anzunehmen. Indem Sie Körperpositivität, Selbstfürsorge und die Pflege einer liebevollen Beziehung zu Ihrem Körper praktizieren, können Sie eine harmonische und nährende Umgebung schaffen, die Ihr Wohlbefinden in allen Aspekten Ihres Lebens unterstützt.

Wenn Sie sich mit den Konzepten der Körperpositivität und Selbstpflege befassen, erhalten Sie wertvolle Erkenntnisse darüber, wie diese Praktiken zur Gesundheit, Elastizität und zum allgemeinen Wohlbefinden der Brust beitragen. Indem Sie eine positive und mitfühlende Beziehung zu Ihrem Körper pflegen, begeben Sie sich auf eine

Reise der Ermächtigung, Selbstfindung und dauerhaften Vitalität.

Kapitel 12: Wartung und langfristige Strategien

Im letzten Kapitel des Buches konzentrieren wir uns auf die Pflege und langfristige Strategien zur Erhaltung der Elastizität, Gesundheit und des Aussehens Ihrer Brust. So wie eine konsequente Pflege für das allgemeine Wohlbefinden unerlässlich ist, ist auch die kontinuierliche Aufmerksamkeit für die Gesundheit der Brust von entscheidender Bedeutung, um die erzielten Ergebnisse beizubehalten und eine dauerhafte Vitalität zu fördern. Wir werden eine Reihe von Praktiken, Gewohnheiten und Überlegungen besprechen, die Ihnen helfen werden, Ihre Bemühungen aufrechtzuerhalten und weiterhin die Vorteile einer verbesserten Brustelastizität zu genießen.

Eine nachhaltige Routine schaffen

Wir betonen zunächst, wie wichtig es ist, eine nachhaltige Routine zu schaffen, die zu Ihrem Lebensstil und Ihren Zielen passt. Wir werden untersuchen, wie eine konsequente Hautpflege, Bewegung, Ernährung und andere Aspekte der Brustpflege zu langfristigen Ergebnissen beitragen. Durch den Aufbau von Gewohnheiten, die Sie im Laufe der Zeit beibehalten können, stellen Sie sicher, dass Ihre Bemühungen zur Verbesserung der Brustelastizität wirksam bleiben.

Regelmäßige Selbstbeurteilung der Brust

Wir besprechen den Wert einer regelmäßigen Selbstbeurteilung als Mittel zur Verfolgung von Veränderungen der Brustgesundheit und des Aussehens. Indem Sie regelmäßig die Elastizität, die Hautstruktur und das allgemeine Wohlbefinden Ihrer Brust beurteilen, können Sie etwaige Veränderungen oder Bedenken erkennen und Ihre Routine entsprechend anpassen. Durch die Selbsteinschätzung sind Sie in der Lage, Veränderungen proaktiv anzugehen und die Gesundheit Ihrer Brust weiter zu fördern.

Anpassung an Lebensphasen

Im Laufe des Lebens unterliegt Ihr Körper verschiedenen Veränderungen, die sich auf die Gesundheit der Brust auswirken können. Wir werden untersuchen, wie verschiedene Lebensphasen wie Pubertät, Schwangerschaft, Wechseljahre und Alter die Elastizität und das Aussehen der Brust beeinflussen können. Wir besprechen Strategien zur Anpassung Ihrer Pflegeroutine, um diesen Übergängen gerecht zu werden und die Gesundheit der Brust in jeder Phase aufrechtzuerhalten.

Integration von Erkenntnissen aus früheren Kapiteln

Wir werden wichtige Erkenntnisse aus früheren Kapiteln des Buches noch einmal aufgreifen und besprechen, wie Sie sie in Ihre laufende Wartungsroutine integrieren können. Ganz gleich, ob es sich um Hautpflegepraktiken, Trainingsroutinen,

Haltungsverbesserung oder emotionales Wohlbefinden handelt, jeder Aspekt trägt zur allgemeinen Gesundheit und Elastizität Ihrer Brust bei.

Beratung von Fachleuten nach Bedarf

Regelmäßige Konsultationen mit medizinischem Fachpersonal wie Dermatologen, Fitnessexperten, Ernährungsberatern und Gynäkologen bleiben während Ihrer gesamten Reise wertvoll. Wir besprechen, wie die Einholung fachkundiger Beratung und Beurteilungen Ihnen dabei helfen kann, Ihren Ansatz zu verfeinern und sicherzustellen, dass Sie auf dem richtigen Weg sind, die Gesundheit und Elastizität Ihrer Brust zu erhalten.

Langfristigkeit und Geduld

Die Erhaltung der Gesundheit und Elastizität der Brust ist eine langfristige Verpflichtung, die Geduld und eine positive Einstellung erfordert. Wir werden untersuchen, wie die Pflege einer langfristigen Perspektive und das Annehmen der Reise – mit ihren Höhen und Tiefen – zu nachhaltigen Ergebnissen beiträgt. Indem Sie erkennen, dass Veränderungen Zeit brauchen, können Sie motiviert bleiben und sich auf Ihre Ziele konzentrieren.

Fortschritt feiern und Selbstfürsorgerituale

Wir besprechen, wie wichtig es ist, Ihre Fortschritte und Meilensteine auf dem Weg zu feiern. Selbstpflegerituale, sei es ein entspannendes Bad, eine besondere Wohltat oder ein Moment der Achtsamkeit, tragen zum emotionalen Wohlbefinden bei und fördern das Erfolgserlebnis. Wenn Sie Ihre Bemühungen würdigen, steigern Sie Ihre Motivation, sich weiterhin um die Gesundheit Ihrer Brust zu kümmern.

Unterstützende Gemeinschaft und Verantwortung

Eine unterstützende Gemeinschaft oder ein unterstützender Partner kann Ihr Engagement für die Erhaltung der Brustgesundheit stärken. Wir werden untersuchen, wie das Teilen Ihrer Ziele, Fortschritte und Herausforderungen mit anderen Verantwortung, Ermutigung und ein Gefühl der Kameradschaft vermitteln kann. Der Kontakt zu Gleichgesinnten kann die Reise angenehmer und lohnender machen.

Lebenslange Reise der Selbstfürsorge

Abschließend werden wir darüber nachdenken, wie die Erhaltung der Gesundheit und Elastizität der Brust Teil einer umfassenderen Reise der Selbstpflege und des Wohlbefindens ist. Durch einen ganzheitlichen Gesundheitsansatz investieren Sie in Ihre allgemeine Vitalität und Lebensqualität . Ihr Engagement für Selbstfürsorge und -erhaltung ist ein fortwährender Ausdruck von Selbstliebe und Selbstbestimmung.

Wenn Sie sich auf den Weg der Erhaltung und langfristiger Strategien begeben, gewinnen Sie ein tieferes Verständnis dafür, wie konsequente Pflege, Anpassung und eine positive Einstellung zur dauerhaften Gesundheit und Elastizität Ihrer Brust beitragen. Indem Sie diese Reise als integralen Bestandteil Ihres Lebens betrachten, können Sie weiterhin die Vorteile einer gesteigerten Vitalität der Brust und eines allgemeinen Wohlbefindens genießen.